AF596473

LE CHARLATANISME

ET

LES CONSEILS DE DISCIPLINE

Par le docteur LEBOUCHER.

Les médecins s'agitent et la discorde les mène.

J'ai dit les médecins et non le corps médical, parce que le mot corps signifie organisation; c'est-à-dire rapports, ordonnance de parties d'importance et de valeur relatives.

On dit, avec juste raison, l'organisation militaire, l'organisation administrative, l'organisation judiciaire; mais, en bonne logique, peut-on dire : *l'organisation médicale?*

Poser la question, c'est presque la résoudre; car il ne viendra sans doute à l'esprit de personne d'avoir cette haute prétention sans preuve à l'appui.

Pourquoi notre cher Amédée Latour, possédé de la sublime folie de faire le bonheur de ses confrères, s'agite-t-il si impuissamment depuis tantôt quinze ans? Pour fonder l'organisation médicale.

Pourquoi les plus habiles meneurs de toutes les provinces et de la capitale sont-ils en mouvement périodique pour fonder des associations, des sociétés de secours mutuels, des assurances contre la misère et le délaissement? pourquoi veulent-ils relier tous leurs plans, tous leurs projets, toutes leurs utopies à l'association médicale du département de la Seine? Pour donner des bases à l'organisation médicale.

Pourquoi les sociétés médicales de la province, pourquoi celles des arrondissements de Paris, se remuent-elles si candidement contre l'hydre à mille têtes qui s'appelle le charlatanisme? Pour organiser la protection médicale.

Pourquoi même des demandes, des rapports, des projets ont-ils été présentés aux ministres ou aux chambres afin d'obtenir une refonte de la législation médicale? Pour donner ou pour imposer des motifs à l'organisation médicale?

Mais le besoin de cette organisation se fait-il donc si généralement sentir?

Je vais plus loin et je demande : la chose est-elle possible?

Poser une pareille question, c'est soulever une tempête. Après tout, tempête ou bourrasque, qu'importe? puisque la première se passerait dans un verre d'eau, devant quelque tribune, et que la seconde soulèverait tout au plus quelques plumes et quelques feuilles de papier! Pourvu que le secrétaire du congrès médical de 1846 n'en meure pas, tout ira bien et je serai content.

Allons plus loin. Supposons l'organisation médicale possible. Allons plus loin encore; supposons-la réalisée. Voilà un grand pas de fait; voilà des conditions d'existence toutes préparées pour la création d'un conseil de discipline.

Quel but se proposera ce conseil? quels droits lui

seront accordés, quelles prérogatives, quelle autorité?

Car, avant d'accepter une telle juridiction, nous aimons la connaître dans ce qu'elle a de bon comme dans ce qu'elle peut avoir de mauvais.

On me répondra : le but, c'est de débarrasser le public et la médecine de tout charlatanisme; c'est de maintenir la corporation dans ses limites honorables d'humanité et d'honnêteté.

Ses droits : le conseil se recrutera-t-il lui-même; sera-t-il élu par ses pairs, ou sortira-t-il tout grand, tout fort et tout beau du portefeuille d'un ministre? *Ranæ regem petentes.*

Ses prérogatives, son autorité : la loi à venir peut les consacrer, je le veux bien; il faut accorder quelque chose à ses contradicteurs.

La fin que se proposerait le conseil de discipline est-elle possible? telle est la première question que je veux étudier.

Anéantir le charlatanisme! but noble, intention honorable, auxquels il ne manquera sans doute qu'un digne vainqueur. Mais ne préjugeons pas les ressources de l'institution proposée. Pour calculer les moyens d'attaque, il faut connaître son ennemi.

Donc qu'est-ce que le charlatanisme?

D'une manière générale et vraie, c'est l'exercice de la médecine ou d'une branche quelconque de l'art de guérir sans titre légal. On a voulu encore que ce fût l'exercice avec diplôme, mais facilité par les réclames d'une publicité éhontée.

D'une manière spéciale et moins avouée, mais non moins poursuivie par la sainte confraternité, c'est la pratique de la médecine par des méthodes en dehors de l'enseignement officiel, en dehors de l'autorité des opinions académiques, quoique pourtant dans les principes de la science et dans la vérité de la tradition.

Mais revenons au charlatanisme général et disons bien vite que les meilleures batteries n'atteindront jamais que celui qui se démasque ou qui reste trop en évidence.

Et d'abord distinguons : Nous venons de dire qu'il y a deux sortes de charlatanisme, celui qui a son titre officiel et celui qui ne tient son autorité que de la confiance et qui n'a eu pour examinateurs que la crédulité, que l'ignorance du public.

Quelles que soient les ressources et les moyens dont on puisse disposer contre le charlatanisme légal, celui-ci peut toujours arguer de son diplôme qu'il a obtenu comme vous, comme moi, peut-être à la suite d'examens brillants, et il vous dira : « Peu m'importent votre discipline, vos règles, ce que vous appelez l'honorabilité de la profession. J'exerce mon état comme je l'entends; le succès justifie mes prétentions ; je ne me fais payer que ce qui m'est dû ; mon diplôme est une propriété, c'est un fonds que j'ai le droit de laisser en jachère si cela me plaît ; dont je puis hâter la récolte si cela me convient. Vos règles, vous les avez faites comme il vous a plu, je ne les ai point acceptées. Vous ne pouvez mettre un *veto* suspensif sur les droits que me donnent ma propriété; d'ailleurs, le meilleur juge dans ces questions d'honorabilité, c'est le public, et j'ai sa confiance, et il m'apporte son or sans murmurer. Je n'ai pas pris le titre de docteur en médecine pour aller mourir à l'hôpital et pour faire de ma famille des mendiants, et, comme le dit M. le docteur Alexandre Mayer : « *Primo virere.* » Quand vous aurez décrété que ceci est honorable et que cela ne l'est pas, serai-je, pour autant, tenu d'observer vos hautes décisions ? Ce que vous considérez comme déshonorant n'est point vu comme tel en Angleterre, par exemple; *vérité en deçà, erreur au delà !*

Voilà ce que diront les charlatans titrés contre lesquels il n'y a pas de dénonciations possibles, et le public sera contre vous et avec eux.

Permettez-moi, d'ailleurs, de vous dire que vous avez deux poids et deux mesures; ce que vous trouvez très-indigne chez un médecin, vous le tolérez chez certains spécialistes que vous ne considérez pas moins pour cela et que vous tenez pour gens fort estimables. Vous ne trouverez pas mauvais, par exemple, que la presse politique annonce au public que monsieur un tel vient de découvrir tel instrument pour débarrasser l'humanité de telle infirmité, mais vous blâmerez fort un pauvre diable dont la même presse annoncera un livre sur une question quelconque des connaissances médicales; vous jetterez les hauts cris et vous le classerez vite parmi les indignes ! Assez sur ce point, il y aurait trop à dire.

Qu'on ne s'y méprenne pas, je ne veux en aucune façon défendre le charlatanisme diplomé; je prends les hommes comme ils sont, et je me sers de leurs raisons pour les besoins de ma cause.

Vous ne pouvez avoir de puissance sur le charlatanisme légal, qui trouvera toujours moyen d'éluder et de braver les foudres de votre conseil de discipline. Il vous reste donc à vous rabattre sur les praticiens sans titre, mais, malgré vos sociétés pour la pratique de la dénonciation érigée en système, vous n'atteindrez encore que le petit nombre.

Pourquoi?

Parce que ceux qui s'érigent en guérisseurs vont devenir de plus en plus défiants; et le public, qui a confiance en eux, les protégera de son silence. Ceux-là seuls qui auront été trop maladroits ou qu'auront frappés quelques revers, qui auront trop peu fait pour beaucoup d'argent, ceux-là seuls vous seront connus.

Mais, grand Dieu! quelle besogne s'il vous fallait poursuivre tous ceux qui pratiquent la médecine sans autorisation! En France, surtout, est-ce que ce n'est pas tout le monde qui se mêle de médecine parmi ce peuple le plus spirituel de la terre?

Depuis votre portière jusqu'aux duchesses et aux reines même, qu'est-ce qui n'a pas ses eaux, ses collyres, ses onguents, ses panacées, ses petits moyens infaillibles, ses recettes souveraines, ses secrets de famille, ses pratiques salutaires? Mais c'est tout le monde. A quelle puissance vous attaquez-vous donc, illustres redresseurs de torts, magnifiques pourfendeurs de Chiron et de Fioraventi! Allez, croyez-moi, mettez un peu de baume tranquille sur votre imagination, et n'exposez pas la gravité de votre dignité dans des lieux malsains pour elle, dans des rencontres dont le moindre défaut sera quelquefois le ridicule.

Que voulez-vous faire contre un mal si général dans un siècle où tout le monde est plus charlatan que les vendeurs d'orviétan?

Ici vous faites encore fausse route, et la faute en est à votre éducation et à vos habitudes quotidiennes. Vous vous en prenez au fait, et vous lui cherchez des causes tout à fait fictives ou secondaires, tout comme vous faites tous les jours en thérapeutique. Eh bien! mes bons amis, mes honorés confrères, votre étiologie n'est pas plus vraie dans l'étude du charlatanisme.

Qu'est-ce donc que le charlatanisme? C'est un monstre immense chargé de têtes tantôt belles, tantôt laides, en nombre presque aussi considérable que celui des hommes et des femmes à une époque donnée. Sa mère s'appelle la maladie et son père l'ignorance.

Si le public savait que très-souvent des symptômes, en apparence semblables, peuvent cependant constituer des états morbides fort différents, et qu'une méprise dans la différence caractéristique qui constitue chacun de ces états est une chose très-grave, et que cette méprise peut être très-préjudiciable et même funeste au malade; s'il savait qu'il n'existe pas de panacée, c'est-à-dire de remède convenant à la guérison non-seulement de toutes les maladies, mais même aux maladies les plus semblables en apparence; s'il savait que la vraie médecine, la seule qui soit sûre, consiste à connaître le remède approprié à chaque cas différent; s'il savait que cette différence existe presque toujours même dans les maladies les plus analogues et est constituée par des variétés d'âge, de tempérament, de sexe, d'habitudes, de profession, de climat, de saison; s'il savait tout cela d'une manière générale avec quelques autres choses encore; s'il savait qu'en prescrivant un remède sans avoir les connaissances requises pour juger et apprécier sainement et sûrement toutes les conditions que je viens d'énumérer; s'il savait, dis-je, qu'il peut de cette manière tuer son semblable qui est quelquefois son propre enfant, et commettre ainsi un homicide par imprudence; s'il savait tout cela, croyez-vous que le public serait si pressé de faire ce qu'il ne sait aucunement, ce qu'il lui est impossible de savoir; croyez-vous qu'il se livrerait si facilement sur la foi de simples réclames? Non.

Attaquez-vous donc à la véritable source de tout ce mal que vous voulez combattre par de mauvais moyens. Attaquez-vous à l'ignorance, et quand le public aura seulement des connaissances très-superficielles en médecine, il deviendra beaucoup plus circonspect, beaucoup plus prudent. Vous triompherez ainsi du charlatanisme par des moyens avouables, honorables même, et vous reporterez ainsi sur tout le corps médical un respect et une considération d'autant plus grands, que le public saura mieux apprécier l'immensité des connaissances qu'il faut au vrai médecin, la haute importance de ses études et le mérite de son savoir et de sa prudence. Vous aurez obtenu du même coup deux résultats fort importants et détruit deux maux dont vous vous plaignez avec juste raison : le charlatanisme et le manque de considération du public pour la médecine.

Tout cela est le fait de l'ignorance; ne l'oubliez pas.

Les moyens proposés ou employés jusqu'à ce jour ne pouvant atteindre le mal dans sa racine, mais ne faisant que détruire une forme pour lui en substituer une autre, je ne suis pas plus partisan des sociétés de dénonciation que je ne le suis des conseils de discipline. Il me reste à dire pourquoi ceux-ci sont tout à fait impossibles.

Tout à l'heure je viens de parler du charlatanisme, et j'ai montré toutes ses complications et ses ramifications. Contre le charlatanisme sans diplôme on a institué les sociétés de dénonciation; la loi est contre celui-ci; mais il est impossible de le poursuivre dans toutes ses manifestations sans attenter à la liberté du malade et sans se trouver en face d'impossibilités.

Contre les écarts du charlatanisme diplomé que la loi ne saurait frapper, on a inventé les conseils de discipline.

L'invention n'était pas mal aisée; mais la réalisation est impossible. Je vais plus loin : fût-elle réalisée, elle ne fonctionnera pas.

Dans l'ordre des institutions, c'est comme dans l'ordre des créations.

Pour qu'un être vive, il ne suffit pas de l'avoir créé, il faut encore lui avoir préparé un milieu en harmonie avec ses exigences organiques.

Pour qu'une institution prospère, il lui faut des bases sur lesquelles elle puisse s'appuyer, des réalités qu'elle puisse atteindre et non des fictions conventionnelles approuvées par les uns, repoussées et ridiculisées par les autres.

Et puis, prenons-y garde, il ne faut pas dans tout cela que la liberté individuelle soit trop froissée et que la liberté scientifique ait à en souffrir la moindre entrave.

Quelle que soit la couleur de la toge et l'ampleur du bonnet d'où puisse sortir un rêve, ce n'est pas une raison pour que vos confrères l'acceptent tel quel et crient *vivat!*

On a déjà entendu la clameur de haro sortir du camp même des inventeurs de cette douce, équitable et confraternelle police. Nous connaissons cet amour de confraternité et nous lui disons comme les rats au chat blotti dans la farine : « *Valeas ut farina es.* »

Pour essayer de se produire dans le monde médical, lui faudrait-il au moins l'appui de ses parrains, l'assentiment et l'estime des siens et tout au moins l'indifférence des autres. Pas du tout, cette douce mignonne a soulevé la réprobation dans sa propre famille dès qu'on a parlé de son arrivée.

D'aucuns même qui lui avaient déjà ouvert leurs bras se sont empressés de la repousser. Voyez plutôt ce qu'en dit M. le docteur Alexandre Mayer au feuilleton de l'*Abeille médicale* du 30 mai 1859. Cet honorable confrère a fort bien compris qu'une institution pareille supposait d'abord des conditions qui n'existent aucunement en médecine. Il repousse donc aussi cette déplorable invention ; il ne demande plus qu'une chose : la protection et la garantie de nos intérêts matériels, et c'est alors seulement qu'il se croira le droit d'être exigeant vis-à-vis de nos confrères pour ce qui est de la question de dignité professionnelle.

« *Primo vivere*, dit-il, telle est la loi naturelle pour tout être qui vit, et contre cette loi, qui a ses racines dans l'instinct de la conservation, aucune considération de dignité professionnelle ne prévaudra jamais. »

Voilà ce qui a profondément endommagé le calme habituel de M. A. Bossu, qui répond à son confrère : « Nous sommes favorables à cette institution, quoique le feuilleton ci-dessous (1), que nous avons admis en preuve de notre impartialité bien connue, la combatte à outrance. On peut certes soutenir l'inopportunité des conseils de discipline médicaux, mais on ne la démon-

(1) L'*Abeille médicale* du 30 mai 1859.

trera pas, nous pensons, par les raisons qu'allègue notre confrère, M. Mayer, qui dit, dans un endroit : « N'oublions pas qu'avant d'être en droit d'exiger d'un « homme de l'honorabilité, il faut lui assurer le pain « quotidien. » Quoi ! on ne doit penser à l'honnêteté que quand on a le nécessaire ! Voilà une étrange morale ! où est l'institution, dans le monde, qui assure le pain quotidien à n'importe qui ? Faut-il que nous condamnions les conseils de discipline parce qu'ils ne peuvent procurer de bons clients à tous les médecins ? Cette institution en a-t-elle promis aux avocats, aux notaires, aux avoués, etc., avant d'être acceptée et si respectée par eux ? « Pour se laisser imposer des entraves, dit « encore notre confrère, il faudrait au moins y trouver « une compensation, une assurance contre le dénû- « ment et la maladie, une retraite dans la vieillesse. » D'abord il n'est question ni de droit au travail, ni d'entraves. L'État nous doit protection, sans doute, dans la mesure des lois existantes, et nous remplissons un devoir sacré en le rappelant à ses devoirs, jusqu'à ce que nous puissions être assez heureux pour obtenir une meilleure législation. Mais ce n'est pas de cela qu'il s'agit, heureusement, car sous ce rapport nous risquons d'attendre bien longtemps encore. Il s'agit de nous protéger nous-mêmes, contre nos propres écarts. Que parle-t-on d'entraves? Nous avons traversé déjà bien des temps difficiles, et nous avons toujours entendu l'homme sage et honnête dire, n'importe sous quel gouvernement, qu'il jouit d'assez de liberté. Quoi ! il y aurait des médecins qui n'accepteraient pas de leurs pairs une sorte de catéchisme des devoirs qu'ils auraient à remplir, devoirs dictés par et pour la

Ils se conduisent donc bien mal, ces pauvres médecins, qu'il faille les mettre en tutelle, mais cependant, toute proportion gardée quant au nombre, on ne voit pas plus de dépravation chez eux que dans les autres catégories de l'ordre social. C'est pourquoi vous trouverez tant de résistance, d'abord de la part de ceux qui croient que leur conduite n'a rien de blâmable et qui par conséquent auront assez de dignité pour repousser une tyrannie inquisitoriale; ensuite de la part de ceux que votre catéchisme pourrait gêner et qui aimeront mieux ne jamais l'apprendre. Ceux-ci par intérêt, ceux-là par dignité, tous vous tourneront le dos.

Si vous tenez absolument à faire un catéchisme, faites-le à l'usage du public pour lui enseigner les difficultés de la médecine et lui prouver par là que ce n'est pas trop de la garantie d'un diplôme et de la longueur des études pour comprendre quelque chose aux nombreuses fonctions de l'organisme humain et pour être en état de remédier à ses infinis désordres.

Et maintenant, s'il est vrai que toute comparaison est boiteuse, voyons si l'espèce d'assimilation que notre confrère prétend faire entre la profession de médecin et celle d'avocat, de notaire, d'avoué, etc., est légitime.

Notre confrère semble vouloir trouver là une preuve de la justesse de l'institution qu'il réclame; nous allons essayer de nous servir de ces mêmes arguments pour en prouver l'inconséquence et l'impossibilité. Nous y joindrons, s'il le faut, quelques autres bonnes raisons.

Dans les corporations auxquelles il vous plaît d'assimiler la médecine, il y a des textes qui peuvent changer sans doute, mais non par le fait, ni par la seule volonté de ceux qui sont chargés de les faire valoir pour leurs clients. Il n'y a donc aucune place pour les rivalités, ni dans les doctrines, ni dans les systèmes, ni dans les principes, ni dans les méthodes. Y en eût-il même que cela importerait peu ; car ce ne sont pas ceux qui présentent, discutent, rapprochent les textes qui sont chargés de les appliquer; il y a là hiérarchie.

En médecine, au contraire, chaque médecin peut être à la fois le législateur, s'il fait une découverte; l'avocat, puisqu'il ne discute qu'avec la maladie en comparant les indications et les contre-indications; le juge, puisque, en fin de compte, c'est lui qui décide et qui prononce sur les moyens de traitement.

Qui donc viendra le contrôler? Il n'a que deux juges compétents : Dieu et sa conscience.

Prendrons-nous la question au point de vue si délicat des honoraires? Oh! alors, c'est bien autre chose. La différence est tout aussi radicale. Le juge est payé par l'État; l'avocat reçoit ce qu'on est convenu d'appeler une provision, et l'usage a établi qu'il ne plaide guère sans avoir touché ses honoraires; et les confrères s'occupent peu du taux des prétentions de celui-ci ou de celui-là.

Qu'entend-on par l'avilissement des honoraires? Est-ce qu'il n'y aurait plus de proportionnalité entre les positions relatives des clients? Est-ce que le médecin ne sera plus libre d'apprécier la rémunération selon son cœur et selon sa conscience? Si c'est là ce que nous devons attendre, gardez vos faveurs!

Voulez-vous aussi intervenir dans les rapports du médecin avec les clients? Laissez faire le public, il est ici meilleur juge que vous.

S'agit-il des rapports entre les confrères? Peut-être

serait-ce le seul cas où un tribunal d'honneur pourrait avoir quelque utilité pour donner satisfaction à certains griefs, redresser certains abus. Mais encore, je crois qu'il y aurait peu de plaignants et que les juges pourraient souvent chômer.

J'accepte volontiers l'indignation en faveur de la morale, mais n'est-ce pas en faire un peu à froid quand il s'agit de pratiquer la médecine en silence, ou de la praquer à l'aide de la réclame? Je crains que M. Bossu n'ait visé trop haut et trop loin; sa tartine sera digérée longtemps avant qu'il ait atteint le seuil de l'Académie des sciences morales et politiques.

Qu'est-ce que la morale appliquée à la manière de pratiquer la médecine? On peut en dire aussi : vérité en deçà, erreur au delà. Comparez les usages de la Grande-Bretagne avec ceux de la France. Et puis où commence et où finit le charlatanisme par la publicité? Il commence, me direz-vous, à la quatrième page des journaux et finit aux colonnes des boulevards. Bien. Mais les plus Benech ne sont peut-être pas ceux que vous pensez !

Un pauvre médecin *commet* une brochure, bonne ou mauvaise, un journal politique l'annonce en trois lignes; vous voilà pour autant, tout révolutionné; vous allez crier au charlatanisme, à la réclame; de même si vous rencontrez ce petit livre dans une librairie qui ne soit pas spéciale.

Mais si ce que l'on est convenu d'appeler une sommité, un prince de la science, *commet*, car il peut aussi *commettre*, un ouvrage de longue haleine, rapsodie mal écrite, commentaire insignifiant, conséquences logiques émanées d'un principe faux, ou bien un bon ouvrage sur un sujet nouveau et utile, *rara avis*, et si tous les grands journaux, si tous les feuilletons scientifiques embouchent la trompette de la renommée et font retentir de son nom les quatre coins de l'horizon, ce ne sera plus de la réclame, ce ne sera plus du charlatanisme!

Mieux que cela.

Les pharmaciens, qui n'ont pas le privilége d'être des charlatans parce qu'ils alimentent la quatrième page, que ces messieurs, dis-je, appuient leurs recettes et leurs compositions d'un ou de plusieurs noms des célébrités en vogue, voilà le nom de ceux-ci annoncé gratuitement *urbi et orbi*, mais *gratis* et tous les jours cela se répète sans que vous vous insurgiez, sans que vous criiez au charlatanisme!

O inconséquence des hommes!!

Serait-ce pourtant que j'aurais un faible, une prédilection pour la réclame? Certainement non. Mais j'en ai une bien moindre encore pour les mauvais moyens de répression qui n'aboutiraient en réalité qu'à nous priver de notre peu de liberté professionnelle et qui auraient bientôt fait revivre les beaux jours de Guy-Patin et des parlements contre ceux qui se permettaient de prescrire l'antimoine. On verrait renaître l'heureux temps des rivalités d'école, comme à l'époque de la chambre royale de médecine et de la chambre syndicale de médecine.

Après tout, quel est donc ce besoin de nouveau qui tant a pu vous émouvoir? Est-ce que la discipline que vous demandez n'existe pas depuis bien longtemps dans nos usages?

Dans les rapports individuels, depuis quand un médecin qui se respecte consent-il à se trouver en consultation avec un habitué de la quatrième page?

Dans les rapports corporatifs, est-ce que les portes du professorat, des académies, des sociétés de médecine, des associations, ne sont pas fermées partout, et même peut-être quelquefois à outrance, à quiconque s'est laissé ballotter au gré de la réclame?

Tout cela n'est donc pas suffisant? que voulez-vous de plus?

Savez-vous bien une de nos craintes? Quand vous aurez bien régenté les charlatans et dressé le bilan de la morale *ad usum medicorum*, nous craignons que, prenant goût à la besogne, vous ne vous avisiez un beau jour de vouloir rédiger aussi un catéchisme honnête et modéré au nom et dans l'intérêt des doctrines.

Quand vous aurez fait choix d'un grand Harmosynien flanqué d'une douzaine de pères fesseurs, vous ne pourrez pas décemment les laisser inoccupés.

Quand il n'y aura plus de questions individuelles à livrer à vos jugeoteurs, il faudra bien leur donner en pâture les questions de doctrine, de principe, de système, de méthode, de pharmacodynamique au besoin. J'admets que ce ne seront pas des ogres, cependant on ne peut pas les laisser crier famine.

Si je ne craignais d'offenser la sagacité de nos perspicaces promoteurs d'idées, je me permettrais même de leur indiquer un certain filon qui me semble leur promettre des pépites à foison et pour longtemps.

Je me souviens qu'il y a quelques années la Société médicale du deuxième arrondissement tança vertement quelques-uns de ses confrères, entre autres l'honorable professeur Cruveilhier, pour n'avoir pas craint de se compromettre et de se déshonorer en se trouvant en consultation avec des homœopathes. On profita même de l'occasion pour traiter ceux-ci, par récidive, de charlatans. Premier point que le sérénissime conseil des Harmosyniens devra décider : *Les homœopathes sont-ils des charlatans?* Bien entendu que la tradition et les honorables précédents sur le même sujet seront pris en sérieuse considération. J'admets même volontiers que les souverains juges seront de cet avis.

Tous les homœopathes vont donc être accusés de charlatanisme. Mais il ne serait pas juste de les considérer tous comme également coupables ; il y aura donc des catégories, un classement à établir. Et comme le haut conseil jugera souverainement, voilà cette fois les homœopathes bel et bien trépassés !

Quelqu'un a bien voulu m'insinuer que la nomination des membres du souverain conseil se ferait au scrutin secret et à la pluralité des voix, qu'en conséquence les homœopathes auraient le droit de s'y faire représenter.

Donnez donc naïvement dans ce godan-là ! Je ne suis pas encore idiot.

Un autre dit : « Les homœopathes auront toujours le droit, si le conseil allopathique ne les admet pas, d'avoir leur propre conseil. »

Ne vous disais-je pas tout à l'heure que la partie remuante, tracassière et *moralisatrice* du corps médical nous ramènerait aux beaux jours de la chambre royale de médecine et de la chambre syndicale de médecine (1) ?

Heureusement les homœopathes se respectent assez

(1) *La Chambre royale de Médecine*, par F. [illegible]

pour ne pas éprouver le besoin de se donner une police correctionnelle.

Un autre, et je lui fais compliment de l'honnêteté de sa conscience, me dit : « Mais vous seriez certainement appelé dans le conseil, il faudrait bien que toutes les opinions y fussent représentées. N'êtes-vous pas d'ailleurs docteur comme les allopathes ? n'avez-vous fait les mêmes études, subi les mêmes examens, payé les mêmes droits ?... »

Sans doute, sans doute, lui dis-je ; mais permettez-moi de vous raconter un trait historique qui vaudra toutes les discussions à ce sujet.

Un jour, il y a deux ans de cela, on imagina à Paris, et ce fut une bonne idée, de créer un cercle dit de *la presse scientifique*, qui serait une sorte de tribune où viendraient prendre date et consacrer une sorte de notoriété les inventeurs de toutes les classes, ceux surtout que les académies sont dans l'habitude de repousser, quitte à les proclamer plus tard comme de grands hommes, comme des bienfaiteurs de l'humanité. Ne vous semble-t-il pas que quiconque tient une plume scientifique, petite ou grande, forte ou faible, avait droit de s'y faire inscrire ? L'institution était surtout faite, disait-on, pour redresser les torts des académies.

Un homœopathe, poussé par quelques amis qui faisaient déjà partie du cercle, envoie sa demande d'admission. Le jour du scrutin arrive. Le président annonce qu'on va voter sur l'admission de M. un tel *docteur-médecin homœopathe*. Aussitôt des clameurs s'élèvent de différents points de l'enceinte, les discussions pour et contre s'animent, s'échauffent, on proteste contre l'homœopathie, on ne veut point déshonorer une institution naissante en ouvrant ses portes à des utopies qui n'ont pas le sens commun (1), que ce serait dégrader la corporation des écrivains scientifiques, etc. ; enfin, l'un des membres, qui n'y entendait rien du tout, puisqu'il n'était pas médecin, semble résumer le débat en s'écriant : « *L'homœopathie, c'est une flouerie !* » On passe au vote sur ce trait d'éloquence athénienne, et le futur collègue est repoussé pour cause d'indignité homœopathique (2).

J'aurais d'autres traits de ce genre à raconter, mais un seul suffit.

Est-ce clair, est-ce net, est-ce précis? Cela peut-il laisser un doute dans l'esprit de quelqu'un?

Doutera-t-on maintenant de ce que veulent les brouillons de l'allopathie? Son conseil de fesseurs n'est-il pas un ogre à qui ils veulent donner des homœopathes à dévorer?

Au reste, patience, la chose n'est pas faite. Il faut d'abord pour cela qu'ils se mettent d'accord, ils n'y arriveront jamais. S'il ne s'agissait que des homœopathes, parbleu! ils viendraient peut-être à bout de s'entendre; mais, dans cette circonstance, comme toujours, les organiciens feront la guerre aux vitalistes, les statisticiens aux deux autres et les éclectiques à tout le monde.

Avant que tous ces gens-là soient d'accord et que M. Bossu ait réussi à faire entrer la question d'homœopathie dans les quartiers de la moralité médicale, l'homœopathie aura, je ne dis pas fait le tour du monde,

(1) Il est bon de dire que la grande majorité des membres présents se composait d'allopathes.

(2) J'ai en main toutes les preuves historiques du fait

c'est déjà depuis longtemps accompli, mais elle aura tellement envahi le terrain allopathique lui-même, que les promoteurs, agitateurs et instigateurs du pauvre futur conseil auront perdu le fil de toutes leurs idées, ne songeant plus qu'à se sauver du déluge et de l'envahissement homœopathique ! Je vous ajourne à peu d'années pour voir ce que je vous dis. Ces cris de moralisation de la pratique médicale, qui vous assourdissent depuis quelque temps, sont ceux d'un commencement d'agonie allopathique.

Qui fait tout ce tapage, tous ces bourdonnements ? Cela se devine : deux sortes d'hommes. Les uns, poussés par le besoin de clientèle, voudraient forcer la confiance du public ; les autres, sollicités par le besoin de protéger, s'enfoncent le menton dans leur cravate classique et ouvrent le crédit de leur importance à toutes les inventions, même saugrenues, des premiers, qui, en revanche, leur servent de trompette et de porte-voix. Ce genre de réclame ne peut certainement pas être justiciable des fesseurs du conseil de discipline.

N'insistons pas ; cela nous entraînerait à développer les différentes formes de charlatanisme et à les présenter à nos lecteurs caractérisées en classes, familles, genres et espèces. Cette besogne offrirait sans doute un côté plaisant, mais dont le résultat ne compenserait pas les fatigues du labeur.

Faisons mieux, nous avons envisagé la question au point de vue des médecins, étudions-la un instant au point de vue du public qui est indirectement de moitié dans la cause.

Généralement, le public accorde sa confiance au hasard, et les motifs sur lesquels il la base sont la plupart du temps illusoires. Mais ce public est pourtant susceptible d'enthousiasme et même d'esprit d'opposition, aussi bien que les médecins. Vous imaginez-vous, par hasard, que ce public, dont vous ne vous préoccupez pas, va laisser là tel ou tel que vous aurez décrété être coupable de charlatanisme ou seulement de tendance à des allures charlatanesques ?

Qu'une douzaine d'innocents se soient trouvés assez naïfs pour accepter votre glorieuse institution et pour se soumettre à votre paternelle juridiction, je le veux bien. Que vous daigniez lancer vos foudres et vos excommunications contre les insoumis, j'y consens. Cela nous amusera et nous rirons beaucoup de votre arc en saule pleureur à corde de ficelle, avec vos flèches de paille tordues avant d'atteindre le but !

Mais... où sera la sanction de vos jugements ? Croyez-vous que le public, le malin public, toujours prêt à rire, s'en préoccupera ? Non. Il rira, parce qu'il lira votre première sentence dans le *Charivari*, qui deviendra tout aussitôt votre *Moniteur* bénévole.

Ce public dira bientôt : Ces hauts messieurs, les grands justiciers de leurs pairs, auraient-ils par hasard l'arrière-pensée de nous imposer le choix de notre médecin ? Eh bien, alors, nous choisirons parmi les indignes; car le public aime assez protéger le faible et le persécuté, surtout quand il ne voit pas bien clairement le crime et qu'il peut croire à la richesse d'imagination des accusateurs. Le public aime encore l'opposition. Ne l'oubliez pas, messieurs les partisans de l'utopie disciplinaire...

Si vous n'avez pas un succès d'estime, ce qui serait déjà beaucoup en semblable occurence, vous aurez du moins un succès de fou rire. Allez, constituez-vous toujours ; il ne vous manquera plus qu'un Molière pour écrire la comédie des *Jugeoteurs*.

Malheureusement la triste fin des grands projets de réforme médicale belge n'est pas encourageante. A mon avis, il vaudrait mieux retirer ou ajourner indéfiniment tous les vertueux projets de discipline que de les voir ici, comme là-bas, se terminer en queue de poisson. En France, on n'aime pas moins l'indépendance qu'en Belgique. On obéit à la loi et on respecte assez généralement la dignité de son titre ; que voulez-vous de plus?

D'un autre côté, l'association pour la pratique usuelle de la dénonciation des charlatans vient d'avoir son Waterloo à Grenoble dans le jugement de l'affaire de mademoiselle Bressac.

Le plus clair de tout cela, c'est que voilà maintenant mademoiselle Bressac établie sur un piédestal, mademoiselle Bressac qu'un silence prudent eût peut-être conduite à l'oubli !

De toutes les connaissances humaines, la plus difficile à acquérir, c'est certainement la médecine ; c'est pour cela sans doute que le public veut à tout prix s'immiscer dans la pratique si périlleuse de cet art. Plus c'est difficile, moins il voit clair ; c'est pour cela qu'il croit si facilement à la découverte de tous les horizons dès que le plus petit rayon de lumière vient éclairer le moindre espace.

Son côté faible est précisément ce qui fait sa force ; il ne doute pas. Sa tendance en médecine est de personnifier les maladies ; il ne sait pas distinguer ce qui n'est qu'un symptôme de ce qui est la cause. Aussi, s'inquiète-t-il peu de savoir, par exemple, que l'hydropisie n'est qu'un symptôme qui peut résulter de dix causes différentes. Il a vu guérir une hydropisie par un médicament, sa mémoire en garde fidèlement le souvenir, et, toutes les fois que le mot hydropisie se retrouvera devant lui, vous le verrez prescrire ce même médicament, qu'il verra bientôt échouer vingt fois de suite. Mais qu'importe, il l'a vu guérir l'hydropisie; il doit toujours guérir l'hydropisie. C'est une logique comme une autre, seulement elle est de la pire espèce et elle accuse l'entêtement aussi bien que l'ignorance.

A quoi bon dès lors tant de bruit, tant de mouvement, tant d'efforts pour accoucher d'une souris?

Vous le voyez bien, chers confrères, le véritable charlatan contre lequel il faut nous liguer tous, c'est l'ignorance. C'est contre elle qu'il faut instituer des conseils de discipline qui fonctionneront sous forme de publications destinées à montrer clairement au public les difficultés de la médecine, l'illusion dont il est dupe, les accidents qu'il peut causer quand il veut la pratiquer et l'inanité de la réputation qu'il fait et de la confiance qu'il donne aux charlatans.

Entrez dans cette voie, peut-être alors beaucoup vous suivront.

Dr Leboucher.

Paris. — Imp. Simon Raçon et Comp., 1, rue d'Erfurth

dignité et l'honneur de la profession ? Le corps médical ne veut-il pas un pouvoir paternel qui mette un frein aux scandales des Benech, des Rey de Jougla et de tant d'autres médecins indignes de ce titre ; qui prohibe l'aumône, l'avilissement des honoraires, les prête-noms, les associations illicites ? Nous nous consumons en efforts inutiles et sans dignité, parce qu'ils sont isolés, pour empiéter sur les droits et les devoirs de la justice, seule chargée de veiller à l'exécution des lois, et nous refusons de nous donner une institution qui pourrait doter notre corporation du prestige, du respect, de l'unité, de la force et de l'autorité dont jouissent les autres professions libérales ! »

A la manière dont il défend sa cause, on sent que M. Bossu la regarde d'avance comme perdue. Il se confond en exclamations, se perd dans des contradictions et s'oublie dans des hors-d'œuvre. Pourquoi se plaindre « d'efforts inutiles et sans dignité pour empiéter sur les droits et les devoirs de la justice ? » Si elle est « seule chargée de veiller à l'exécution des lois, » pourquoi vous en mêler et venir ensuite vous plaindre de votre peine ? Quel est ensuite ce hors-d'œuvre politique qui proclame que les honnêtes gens ont, sous tous les régimes, assez de liberté ? Qui songe à se plaindre, qui s'est occupé de liberté politique ? Quel rapport y a-t-il entre le refus d'une institution de *pères fesseurs* et la liberté politique ? Qu'est-ce que celle-ci fait à celle que les médecins possèdent et veulent conserver ?

« Quoi ! dites-vous, il y aurait des médecins qui n'accepteraient pas de leurs pairs une sorte de catéchisme des devoirs qu'ils auraient à remplir ! » Eh, mon Dieu, oui il y en aurait, et ils seraient l'immense majorité !

www.ingramcontent.com/pod-product-compliance
Lightning Source LLC
LaVergne TN
LVHW052024160826
845678LV00003B/1199

* 9 7 8 2 3 2 9 6 4 0 2 1 1 *